RECUEIL

D'OBSERVATIONS PRATIQUES

SUR LES BONS EFFETS

DU SUCRE

DANS LE TRAITEMENT DES HYDROPISIES ET DE L'ATROPHIE MÉSENTÉRIQUE.

DE L'IMPRIMERIE DE CRAPELET,
RUE DE VAUGIRARD, 9.

RECUEIL

D'OBSERVATIONS PRATIQUES

SUR LES BONS EFFETS

DU SUCRE

DANS LE TRAITEMENT DES HYDROPISIES ET DE L'ATROPHIE MÉSENTÉRIQUE;

PAR

M. BAGOT,

ANCIEN MÉDECIN ORDINAIRE
AUX ARMÉES DU DANUBE ET DU RHIN.

.... *Moliri cibo melius est quàm medicamento.*
CELS. lib. III, cap. 21, de Hydropicis.

A PARIS,
CHEZ J.-B. BAILLIÈRE,
LIBRAIRE DE L'ACADÉMIE ROYALE DE MÉDECINE,
RUE DE L'ÉCOLE-DE-MÉDECINE, N° 17;
LONDRES,
CHEZ H. BAILLIÈRE, 219, REGENT-STREET.

1845

A LA MÉMOIRE DE MON PÈRE

J. L. BAGOT

MÉDECIN DE L'HÔPITAL CIVIL ET MILITAIRE

DE SAINT-BRIEUC

MÉDECIN DES ÉPIDÉMIES DE BRETAGNE

MEMBRE ASSOCIÉ REGNICOLE

DE L'ANCIENNE SOCIÉTÉ ROYALE DE MÉDECINE

DE PARIS.

TABLE.

AVANT-PROPOS.

Une partie des observations réunies dans cet opuscule remonte à la fin du siècle dernier, aux années 1799 et 1800 (1).

On m'a souvent excité à les publier. Mais toute innovation médicale a besoin de la sanction du temps, et doit s'appuyer sur des expériences nombreuses et concluantes.

Je ne suis pas l'inventeur du traitement de l'hydropisie par le sucre. Cette découverte est, comme tant d'autres, la fille de l'instinct et du hasard. J'en ai seulement fait une application nouvelle, m'étant rappelé fort à propos la guérison de M. *Garnier*, médecin du roi à la Guadeloupe, dont j'avais lu l'his-

(1) Observations sous les nos 1, 2, 3, 4 et 5. Hôpitaux militaires d'*Aarau*, de *Zürich* et d'*Augsbourg*.

toire dans trois ouvrages différents publiés en 1769-72 et 1789, par MM. *Lecamus, Desbois de Rochefort* et *Lebreton*. Il m'était resté un profond souvenir de cette cure inespérée et fortuite d'une hydropisie déjà très-avancée, cure effectuée par le sucre, après cinq ponctions. Un cas de pratique embarrassant me suggéra en 1799 l'idée de renouveler cette expérience. Je ne comptais guère sur le succès et je fus peut-être celui qu'il étonna davantage.

M. le docteur *Pougens*, dans son Dictionnaire de médecine, article *Anasarque*, et M. le docteur *Portal*, dans ses Observations sur l'*hydropisie* publiées en 1824, ont tous deux cité sommairement le fait de la guérison de M. *Garnier* par le sucre. Mais je ne sache pas qu'on se soit encore occupé d'examiner la portée de ce fait unique ou de réitérer l'application de ce nouveau moyen curatif.

L'hydropisie est bien rarement une affection primitive. Elle est presque toujours la conséquence d'une autre maladie, et je n'entreprendrai pas d'énumérer toutes celles dont elle peut provenir.

En général, c'est la cause morbide originaire qu'on doit étudier et combattre. Mais on n'a guère le temps de procéder ainsi dans le traitement de l'hydropisie, car elle menace immédiatement la vie, et, bien qu'elle ne soit le plus souvent que l'accessoire d'un état pathologique antérieur, il faut, sous peine de voir périr le malade, s'occuper, avant tout, de l'accessoire.

En effet, abstraction faite des causes de l'hydropisie, c'est toujours une maladie sérieuse, le plus souvent MORTELLE, en un mot, une de celles qui révèlent l'impuissance de l'art. On n'exagère pas en affirmant que les divers modes de traitement usités jusqu'à ce jour, sauvent à peine un malade sur dix (1).

Il est donc utile de publier des résultats heureux qui démontrent que la proportion des chances funestes peut s'atténuer.

---

(1) *Hydropem et gravem esse morbum et paucis parcentem cum Hippocrates tum experientia quotidiana docet.* Quarin, *Animadv. pract. cap.* 8.

Tous les faits que j'ai décrits ou mentionnés ne m'appartiennent pas. Afin de présenter une masse d'autorités, j'ai réuni à mes observations personnelles toutes celles que j'ai pu découvrir ou qui sont venues à ma connaissance.

Ainsi, j'ai compulsé les ouvrages de médecine pratique; j'ai mis à profit les souvenirs des vieillards; j'ai invoqué l'expérience des praticiens; j'ai recueilli des témoignages. — Car mon but était de prouver que « LE SUCRE PEUT ENCORE GUÉRIR L'HYDROPISIE, QUAND D'AUTRES MOYENS ONT ÉCHOUÉ. »

Loin de moi la prétention d'ériger le sucre en spécifique. Les médecins savent qu'il n'y a point de *spécifique* dans l'acception rigoureuse du mot.

Par exemple, il n'est pas reconnu que cet agent soit efficace lorsque les hydropisies sont locales ou enkystées. Il n'a point encore eu de succès constaté dans l'hydropisie des ovaires, du péricarde, des articulations, etc.

Mais on guérit l'*hydrothorax*, la *leucophleg-*

matie, l'*ascite*, l'*anasarque*, par l'emploi du sucre à haute dose continué pendant quelques semaines. Les observations ci-après confirment pleinement cette assertion.

Le sucre est encore utile chez de jeunes sujets impubères atteints de la maladie vulgairement nommée *Carreau*. Les deux observations finales, sous les n°s 21 et 22, ne laissent aucun doute à cet égard.

La méthode que je publie doit être considérée sous un double aspect :

En pratique. — Elle peut arracher à la mort de nombreuses victimes. Elle peut ajourner des catastrophes imminentes et rendre l'espoir d'un long avenir à des hommes dont la vie est précieuse, à des enfants menacés d'une fin prématurée.

En théorie. — Elle tend à modifier les opinions accréditées jusqu'à ce jour sur la nature et sur le traitement des hydropisies générales et des engorgements abdominaux qui se terminent par l'atrophie.

FAIT PRÉLIMINAIRE.

Dans un ouvrage intitulé : *la Médecine pratique*, par M. *Lecamus*, docteur-régent de la faculté de médecine de Paris (1), on lit, deuxième partie, page 182, titre 1er, *de l'Ascite :*

« Nous placerons ici une observation cu-
« rieuse : M. *Garnier*, médecin de la Faculté
« de Paris, médecin du roi à la Guadeloupe,
« âgé de cinquante ans, aimable convive....
« eut une fièvre putride à la suite de laquelle
« il devint hydropique. Dans cinq ponctions
« qu'il subit, on lui tira soixante pintes d'eau
« environ. Après tant de rechutes, il se re-
« garda comme perdu et n'attendait plus que

(1) Paris, in-4, Ganeau, 1769 et 1772.

« la mort, lorsqu'il lui prit une envie désor« donnée de manger du sucre. Il se livra à sa « passion ou plutôt à cette impulsion natu« relle, de sorte qu'il en mangeait comme du « pain et que, dans l'espace d'un mois, il en « dévora plus d'un quintal. Les eaux s'écou« lèrent peu à peu, il guérit radicalement et « je l'ai vu, quelques années après, jouissant « d'une bonne santé. C'est de lui-même que « je tiens le fait et il l'a rapporté à plusieurs « de mes confrères. Ce qu'il y trouvait de plus « remarquable, c'est que la guérison étant « complète, son appétit pour le sucre cessa. »

La même observation se trouve :

1° Dans le deuxième volume des *Éléments de matière médicale* de M. *Desbois de Rochefort* (1), médecin de l'hôpital de la Charité de Paris, page 264, règne végétal, article *Sucre;*

2° Dans un Traité sur la culture et les propriétés de la canne à sucre (2), par *Lebreton*, page 139.

---

(1) Paris, in-8, Méquignon, 1789.

(2) Paris, in-12, Royer, 1789.

M. *Desbois de Rochefort* raconte le fait avec une variante :

« J'ai entendu dire à M. *Garnier,* qui avait « exercé la médecine à la Guadeloupe, qu'il « avait guéri beaucoup d'hydropisies par le « moyen du sucre, et lui-même en était un « exemple vivant. Il avait eu une hydropisie « de poitrine, de bas-ventre, et une leucophleg- « matie générale qui l'avait réduit à la der- « nière extrémité. Alors il se mit pour tout « aliment, à l'usage de la moscouade qui est « vraiment nourrissante plus que le sucre raf- « finé, et en mangea plusieurs livres par jour ; « ce qu'ayant continué pendant quelques mois, « il fut parfaitement guéri. Par la suite il est « repassé à la Guadeloupe où il est mort, « parce que la cause de l'hydropisie était un « squirrhe irrésoluble au foie. »

Cette observation s'était gravée dans ma mémoire et j'eus occasion d'en faire, comme on le verra ci-dessous, plusieurs applications suivies de réussite.

PREMIERE PARTIE.

HYDROPISIES.

Observations pratiques.

En thermidor an VII (juillet 1799), une portion de l'armée française en Suisse occupait la chaîne des monts Albis et diverses positions en deçà du lac de Zürich et de la Limath (1). Les variations de la température dans les montagnes, nous donnèrent beaucoup d'inflammations de poitrine.

Une de celles que j'eus à traiter à l'hôpital militaire d'Aarau, se termina par l'hydrothorax et fournit le sujet de l'observation suivante.

(1) Cette contrée montueuse porte aussi le nom d'*Uetliberg*.

N° 1.

Benoît BERGER, du département de l'Isère, âgé de vingt-quatre ans et d'une assez forte complexion, fut apporté à l'hôpital le quatrième jour d'une *pleuropneumonie*. Le pouls était dur et vif, la peau brûlante, la langue rouge et râpeuse ; il y avait une toux sèche, un point de côté violent et crachement de sang depuis trois jours. La respiration, très-pénible, était une espèce de sifflement stertoreux. Le malade délirait, ses mouvements étaient convulsifs. Il témoignait une irascibilité continuelle, et donnait des signes fréquents de désespoir et de suffocation.

L'intensité des accidents spasmodiques semblait m'avertir de n'insister qu'avec précaution sur la saignée. J'en fis pratiquer néanmoins deux de huit onces chacune, à vingt-quatre heures d'intervalle. Un large emplâtre vésicatoire fut appliqué sur le point fixe douloureux. Diète absolue ; tisane gommeuse ; le soir, émulsion d'amandes douces, avec six gouttes de laudanum.

Les jours suivants furent un peu moins orageux ; le crachement de sang cessa ; la toux et la douleur au côté parurent se modérer. Peut-être aurais-je dû prescrire une troisième saignée ; mais le spasme subsistant toujours, je ne l'osai pas, et mon indécision, dans cette circonstance, peut avoir été une faute.

Quoi qu'il en soit, la langue s'étant humectée et chargée, j'ajoutai à la tisane un grain de tartre stibié. Cette faible dose fit vomir une fois et provoqua quelques garde-robes suivies d'une légère moiteur.

Quatre jours s'écoulèrent sans amélioration notable. Les symptômes semblaient se calmer, bien qu'avec lenteur, et le point de côté, plus tenace que de coutume, n'était pas entièrement dissipé (1). La toux restait sèche, la respiration brève et pénible.

Dans l'intention de solliciter quelques moiteurs, j'administrai deux fois une décoction de squine, coupée de lait.

Il n'y eut point de crise. Les sueurs ne s'établirent pas ; l'expectoration était nulle ; les urines rares. A la vérité l'irritation spasmodique générale et la douleur pongitive avaient cessé après l'application d'un nouveau vésicatoire sur le point douloureux ; mais les voies aériennes étaient toujours embarrassées. Le malade prenait quelques

---

(1) A cette époque, les sangsues ne faisaient point encore partie de la pharmacopée militaire.

aliments légers; mais ils ne réparaient point, et les forces baissaient. La suffocation revint; la poitrine se remplit et le seizième jour il ne me resta plus de doutes sur l'existence de l'hydrothorax.

Du seizième au vingt-septième j'ordonnai en vain les sudorifiques, les hydragogues, les pilules scillitiques, l'opium uni au tartre stibié.

Tous ces remèdes furent inefficaces ou reproduisirent l'irritation.

Je connaissais quelques cas de réussite à l'armée d'Italie par l'emploi des préparations de digitale (1); mais il n'était pas même question de ce médicament dans le formulaire pharmaceutique des hôpitaux militaires français, et je ne pus en trouver dans les pharmacies du pays.

Le vingt-septième jour, voici quel était l'ensemble des symptômes :

Pouls misérable, irrégulier, avec redoublement fébrile le soir. Dilatation du thorax, très-marquée à la hauteur des fausses côtes. Respiration précipitée, toux fatigante, étouffements. Sueurs par-

---

(1) En 1797, à l'hôpital militaire de *Pavie*, on pratiqua, sur le ventre d'un hydropique, des frictions avec la pommade de digitale. L'absorption fut complète : il s'établit chez le malade un flux urineux, et non-seulement il guérit, mais l'infirmier qui l'avait frictionné urina lui-même sans discontinuation pendant trois jours.

tielles à la tête, au col, aux épaules; partout ailleurs la peau était sèche. Peu d'urines. Ascite complète; infiltration aux deux bras (qu'il fallait soutenir avec des oreillers), aux extrémités inférieures, au scrotum dont le volume était décuplé. Sommeil inquiet, avec délire et soubresauts. Le malade ne pouvait plus respirer qu'assis.

Ce concours de symptômes funestes excluait tout espoir. J'appelai deux confrères, les docteurs *Imhoff* et *Rieffel*, qui jugèrent, comme moi, le malade perdu.

Fallait-il essayer de la paracentèse ou de l'empyème? On sait que la première de ces opérations est purement palliative et que l'autre est souvent dangereuse.

Ce fut alors que mes souvenirs m'indiquèrent l'emploi du sucre, comme l'instinct l'avait autrefois suggéré à M. Garnier. Le pronostic étant la mort, il m'était permis de tout oser (1).

Mais le sucre n'étant pas classé parmi les remèdes usuels, il n'en était pas fait mention dans le *Codex* des hôpitaux militaires, et je fus obligé de me procurer de la cassonade par la voie du commerce.

---

(1) *Satius est anceps auxilium experiri quam nullum.* Cels., lib. 2, cap. 10.

J'en donnai d'abord quatre onces, sous forme sèche, à la cuiller, avec addition d'une once tous les deux jours. Le huitième jour, cette dose excita dans l'estomac une météorisation passagère. Limonade au vin blanc légèrement nitrée : quelques bouillons. Le lendemain la peau me sembla moins sèche et les urines passèrent mieux.

Le dixième jour d'usage de la cassonade, *Berger* eut quatre heures d'un sommeil paisible et une moiteur générale copieuse. La respiration devint plus libre.

Le onzième, les crachats parurent, le scrotum et les téguments des pieds se ridèrent.

Frappé de cette lueur de succès, je poussai la dose à douze onces.

Le treizième, les moiteurs redoublèrent et devinrent continuelles. L'enflure des bras disparut.

Le dix-septième, les crachats étaient abondants, l'abdomen se détendait. La dose de sucre fut portée à une livre par jour (seize onces).

Le vingt-quatrième, les cuisses et les jambes avaient repris leur dimension habituelle.

Le vingt-sixième jour de l'emploi du sucre, le malade marchait un peu, avait de l'appétit, digérait bien ; la poitrine était tout à fait débarrassée, mais le ventre offrait encore de la plénitude.

Quelques lavements savonneux l'ayant dissipée, je diminuai peu à peu la dose de cassonade, en augmentant chaque jour celle des aliments.

Le trentième, l'abdomen était ramolli et dans l'état naturel. Les forces étaient revenues, la marche facile et assurée.

Enfin, au bout de trente-quatre jours d'usage du sucre, la convalescence était parfaite, et *Berger* sortit guéri de l'hôpital d'Aarau, le soixante-unième jour après son entrée.

Il avait mangé à peu près vingt-sept livres de cassonade.

Le 17 brumaire an VIII, environ six semaines après le passage de la Limath à Dietikon, je fus chargé du service de l'hôpital militaire de Zürich. En pluviôse suivant (février 1800) il y arriva un hydropique.

N° 2.

Claude BOIVINET, du département de Seine-et-Oise, âgé de vingt-deux ans, avait gardé trois mois une fièvre intermittente, traitée inutilement par le quinquina dans un hôpital de première ligne.

Ce jeune homme était singulièrement appauvri. La puberté avait été tardive et le développement des organes s'était fait au milieu des fatigues, des privations de tout genre et de la maladie.

Le ventre était douloureux, tendu et d'un volume considérable. Les cuisses n'étaient point engorgées; mais la face, le col, le scrotum, les jambes et les pieds étaient infiltrés; les urines rares et troubles. Il y avait une toux sèche et férine.

Après l'avoir calmée, je m'occupai de la fièvre qui me parut être l'affection principale. L'usage des apozèmes amers fatigua les voies digestives et fut suivi d'une diarrhée qui augmenta la faiblesse. Au moyen de l'eau de riz et de quelques émulsions nitrées, la diarrhée se modéra et les urines passèrent mieux.

J'essayai à mon tour l'emploi du quinquina; mais il fallut discontinuer, l'irritation pectorale étant revenue. Cependant les forces diminuaient et, comme l'ascite arrivait à grands pas, je dus songer uniquement à ce dernier symptôme. Cette marche n'était pas méthodique, mais elle était forcée.

J'administrai donc la cassonade. Le cinquième

jour d'usage le malade en mangeait huit onces, et je m'aperçus que les paupières et le col étaient un peu moins tuméfiés; le neuvième jour la voix était plus forte et la face moins décolorée. La tisane était une décoction de réglisse et de chiendent oxymélée.

Deux jours après, l'accès manqua. Il y eut seulement quelques frissons et de l'altération. L'appétit revint et la peau s'humecta. Je poussai la dose de sucre à dix onces. Le ventre cessa d'être douloureux, il se ramollit, et les téguments de la face, du col et des jambes, ainsi que les paupières, reprirent leur état naturel.

Au bout de quinze jours l'ascite avait disparu et le ventre était réduit au volume ordinaire, sauf quelques inégalités. La fièvre avait entièrement cessé. Le malade se promenait un peu, le visage se colorait, l'appétit augmentait. L'œdème subsistait encore autour des malléoles. Les apozèmes amers, que je pus alors donner sans inconvénient, le dissipèrent.

La guérison était assurée; mais le sujet, exténué lentement, ne pouvait se réparer qu'avec d'extrêmes précautions (1), ce qui était impossible dans

(1) Τὰ ἐν πολλῷ χρόνῳ λεπτυνόμενα σώματα νωθρῶς ἐπαναστρέφειν δεῖ. *Attenuata lente corpora lente reficere oportet.* Hippocr. *Aph.*, § 2.

2

un hôpital mal distribué, malsain, toujours encombré de blessés et de fiévreux, et dont l'atmosphère était nécessairement viciée. La nostalgie d'ailleurs étant venue compliquer l'affection primitive, *Boivinet* languissait impatient de revoir sa famille et je le renvoyai dans ses foyers avec un congé de convalescence.

Dans le cours du traitement les sueurs furent peu de chose ; mais la sécrétion de l'urine avait été très-augmentée, ce qu'on peut raisonnablement attribuer à l'influence de la température d'hiver.

Ce malade avait passé cinquante-huit jours à l'hôpital de Zürich. En quarante-six jours de traitement par le sucre il en avait consommé environ vingt-cinq livres.

En fructidor an VIII (septembre 1800), je pris le service de l'hôpital militaire de Saint-Ulrich d'Augsbourg et j'y trouvai quatre hydropisies bien caractérisées.

L'une d'elles était tellement avancée que je ne conçus pas même l'espoir d'en retarder l'issue. L'enflure était énorme et universelle ;

les extrémités inférieures étaient couvertes de phlyctènes et d'escarres gangréneuses. J'allais faire pratiquer la ponction le jour de mon arrivée; mais je n'en eus pas le temps. La température était sèche et brûlante. Un quart d'heure avant l'opération, le malade expira, foudroyé par une métastase au cerveau.

Les trois autres hydropisies furent traitées et guéries par le sucre. J'en donne l'historique dans l'ordre de leur terminaison.

N° 3.

Le nommé NIONVILLE, de...., âgé de vingt-trois ans, avait été atteint d'une fièvre quarte dont il ne put assigner la durée. Le ventre était volumineux et plein de liquide; les extrémités thoraciques et abdominales étaient œdémateuses, et conservaient l'impression du doigt.

L'infiltration de la face, du col et des paupières était si intense qu'elle avait complétement fermé les yeux depuis sept à huit jours. Une diarrhée séreuse anéantissait les forces.

Pour les soutenir je donnai d'abord des rôties au vin rouge avec la poudre de cannelle, et comme le malade n'avait plus de fièvre, j'administrai sans retard le sucre à quatre onces, avec addition d'une once tous les deux jours.

Le cinquième jour un des yeux s'ouvrit et l'autre le surlendemain. D'abondantes moiteurs survinrent et les forces se ranimèrent.

Le douzième jour l'abdomen commençait à se détendre. La face était moins blême, l'appétit meilleur.

Le quinzième le malade put marcher.

Le vingt et unième le ventre était totalement affaissé, la peau des extrémités flasque et ridée.

Le vingt-quatrième jour le malade se trouvait si bien qu'il demanda son billet de sortie.

Dans ce traitement le sucre ne fut poussé qu'à huit onces par jour, et il n'en fut consommé qu'environ douze livres.

Cette guérison avait été rapide et je l'attribue surtout aux sueurs que la saison favorisait et qui se soutinrent sans interruption. Il faut noter d'ailleurs qu'il n'y avait plus ici de complication fébrile.

N° 4.

François ROULLIER, charretier d'artillerie, natif de Douai et âgé de trente ans, avait gardé deux mois une fièvre tierce qui devint continue rémittente. Après divers traitements dont il ne put me rendre un compte exact, l'hydropisie se déclara et fut bientôt complète.

Cet homme, d'un naturel querelleur et insubordonné, se plaignait de vives douleurs dans l'hypocondre gauche et les rapportait à un violent coup de pied reçu dans cette partie trois ou quatre années auparavant. Les forces étaient anéanties. L'ascite et l'infiltration générale étaient si bien caractérisées que mon prédécesseur se proposait de faire incessamment pratiquer la paracentèse.

Comme néanmoins il n'y avait pas urgence, il me parut convenable d'employer d'abord le sucre, et je le prescrivis à six onces par jour.

Le quatrième, des sueurs s'annoncèrent, les douleurs se calmèrent et le sommeil revint.

L'appétit surtout se réveilla. La dose quotidienne de cassonade fut portée à huit onces : cette quantité rebutait le malade, qui demandait impérieusement un surcroît d'aliments; j'obtins avec peine qu'il se résignât, et, pour être certain de l'emploi du remède, je le fis manger en ma présence. Quelques jours après, les jambes furent libres.

La fièvre tierce reparut alors. Apozèmes amers, bols de magnésie et de quinquina. Le ventre se désemplissait; mais il y restait un point douloureux, sur lequel je voulais faire appliquer un vésicatoire volant. Le malade s'y refusa formellement. Pour ne pas l'irriter, je n'insistai plus et je portai la dose de sucre à douze onces. Les sueurs, que le frisson seul interrompait, redoublèrent alors.

Au bout de vingt-neuf jours d'usage, la fièvre était dissipée, les jambes saines et le sujet impatient de quitter l'hôpital. Mais le volume du ventre, bien que notablement diminué, était resté plus qu'ordinaire, et en le palpant, on y distinguait encore, vers la rate, une congestion contre laquelle je me proposais d'employer les savonneux et autres fondants. *Roullier* ne m'en laissa pas le temps : il voulut absolument sortir et rejoindre, et pour preuve de son retour à la santé, il rossa deux infirmiers la veille de son départ.

Le traitement par le sucre avait duré trente jours. Il en avait été consommé environ dix-huit livres.

N° 5.

Jean Racodier, de Longpré, département de l'Aube, âgé de vingt-trois à vingt-quatre ans, avait été atteint d'une fièvre quotidienne qui dura trois mois. Je ne pus tirer de ce jeune homme, d'un naturel apathique et borné, aucun renseignement précis sur le traitement. Ballotté d'hôpital en hôpital, il avait apporté à celui d'Augsbourg une ascite compliquée de vives douleurs au ventre, que je crus devoir regarder comme accessoires et sans importance.

L'événement justifia cette opinion.

Outre l'ascite et l'infiltration des extrémités inférieures, il y avait chez ce malade une indolence nostalgique qui m'indiquait de ranimer le moral par des consolations. Je lui promis de le renvoyer à ses parents et cette promesse le rendit confiant et résigné.

J'ordonnai la cassonade à six onces : il la mangea sans répugnance. La fièvre revint irrégulièrement; à la suite des accès il y avait des sueurs abondantes.

Après huit jours d'usage du sucre les coliques étaient calmées, les jambes et les cuisses désemplies.

Le quinzième jour la dose était de dix onces et les extrémités inférieures tout à fait saines. Le ventre, bien que moins volumineux, était encore sensible et dur. Rien ne fut changé au traitement; mais comme les forces revenaient avec lenteur, je prescrivis la promenade en plein air et surtout l'insolation du ventre. Il fallut arracher le malade du lit et le forcer à se mouvoir. Il s'en trouva bien : la fièvre disparut.

Le vingt-quatrième jour le ventre était réduit; il y avait encore des coliques, mais sans dureté palpable. L'appétit était bon; je donnai quelques bols savonneux et les apozèmes apéritifs : ces moyens achevèrent la cure.

Le trente-deuxième jour la face était colorée, le ventre souple et dans le meilleur état.

Le trente-quatrième le malade sortit guéri, avec un congé de convalescence.

Il avait pris environ seize livres de cassonade.

N° 6.

Je communiquai les cinq observations ci-dessus au docteur *Mahéren*, mon confrère à l'armée du Rhin, jadis médecin d'un couvent de femmes connu sous le nom des *Dames de Poissy*. Mon récit lui rappela un fait analogue que lui avait souvent raconté le docteur *Yvon*, de Saint-Germain-en-Laye :

« Un paysan des environs, étant en sueur, eut « l'imprudence de se coucher à l'ombre sur « l'herbe mouillée. Sa transpiration supprimée « s'infiltra par le tissu réticulaire et s'épancha « dans la cavité du ventre. L'hydropisie ascite « était confirmée et faisait chaque jour de nou-

« veaux progrès, lorsque cet homme, par un in-
« stinct *irrésistible,* se jeta sur un pain de sucre
« bis qu'une servante du voisinage avait laissé
« par mégarde à sa portée, et le dévora tout en-
« tier. Cet excès fut suivi d'une guérison com-
« plète : le sucre avait prodigieusement augmenté
« la sécrétion des urines. »

Pour m'édifier sur ce fait, j'écrivis au docteur *Yvon,* alors âgé de quatre-vingt-un ans. Dans sa réponse, en date du 21 nivôse an IX (11 janvier 1801), il m'atteste cette guérison extraordinaire et l'attribue « aux propriétés apéritives,
« diurétiques et diaphorétiques du sucre agissant
« à la manière des sels neutres. Il pense que le sel
« de nitre, la crème de tartre et la fleur de soufre
« auraient également pu guérir. Du reste, il re-
« connaît que la cassonade, en sa qualité de sel
« terreux et muqueux, surtout prise à grande
« dose, doit être préférable au sucre qui, par sa
« clarification au moyen de la chaux et de la
« terre glaise, a perdu sa partie muqueuse. »

Cette lettre, que je conserve et dans laquelle se trouvent beaucoup d'autres détails fort plaisants, est celle d'un aimable et spirituel vieillard.

N° 7.

L'École de médecine de Montpellier n'est point

étrangère à l'emploi du principe sucré dans les hydropisies. En 1795, j'avais eu l'honneur de voir, à l'armée des Pyrénées occidentales, M. le docteur *Victor Broussonet*. A la suite de mes premiers essais dans les hôpitaux militaires d'Aarau et de Zürich, je lui écrivis et le priai de m'indiquer si cette illustre École avait quelques faits de cette nature. M. *Broussonet*, aujourd'hui professeur de clinique, professait alors la matière médicale.

Par sa réponse du 26 brumaire an IX (17 novembre 1800), il m'apprit que M. son père lui avait cité plusieurs guérisons d'hydropisies abdominales par l'usage continué de la manne. « C'est d'après cette autorité, ajoutait-il, que « je l'essayai chez une femme de quarante ans « environ qui offrait une ascite énorme. Mon « remède réussit au delà de toute expression. « J'employais une dissolution de manne dans « la décoction de pariétaire, prise tout le « jour *per epicrasim* pendant plus d'une se- « maine. »

Il y a, quant à la saveur sucrée, beaucoup d'analogie entre la cassonade et la manne de premier choix, et l'on sait que cette dernière substance, administrée à petites doses fréquemment répétées, cesse d'être exclusivement purgative pour devenir alimentaire.

N°s 8, 9, 10.

M. *Gaillardot*, médecin des armées, ayant eu connaissance de mes essais, les répéta dans les hôpitaux de l'armée du Nord, et m'écrivit le 7 floréal an x (27 avril 1802) :

« J'ai eu lieu d'observer les bons effets du *sucre* « dans le traitement de l'anasarque à l'hôpital « militaire de Lille. Trois fois seulement j'ai eu « l'occasion d'en faire usage dans le cas d'hydro- « pisie : ses effets ont été constants (1).

« Le nommé HÉNISSE était depuis longtemps à « cet hôpital, salle des Batailles. Ce fut à la suite « d'une fièvre quarte que survint l'anasarque dont « il était affecté lorsque je pris le service. Le mal « était à son plus haut degré; il y avait épanche- « ment dans la poitrine; les parties de la géné- « ration et les extrémités inférieures étaient

---

(1) M. Gaillardot a rappelé ces faits, ainsi que mes succès par le sucre à l'armée du Rhin p. 32 et 33 de la thèse qu'il soutint pour le doctorat le 30 thermidor an XII (18 août 1804) à l'École de médecine de Paris, en vertu de l'art. 11 de la loi du 19 ventôse an XI. Cette thèse, in 4, sous le n° 287, est intitulée : *Considérations sur la nostalgie*. — Président : M. Boyer.

« monstrueuses; l'abdomen très-distendu. Les « hydragogues et les diurétiques avaient été inu- « tilement prodigués; le malade suffoquait. Je « le mis, pour tout aliment et pour tout remède, « à l'usage de la cassonade, à la dose de quatre « onces le premier jour, en augmentant chaque « jour de deux onces jusqu'à douze. Il y eut alors « de grands changements; la respiration devint « libre, le ventre se détendit. Je le tins à cette « dose pendant dix jours, et je diminuai de la « même manière, le malade étant entièrement « désenflé, se promenant, et toutes ses fonc- « tions se faisant librement. Je le mis en- « suite à l'usage des toniques amers; il fut bien- « tôt parfaitement guéri et en état de quitter « l'hôpital. Il prit environ douze livres de casso- « nade.

« Les nommés Deberg et Molinet, salle de la « Concorde, furent à peu près dans le même cas. « L'anasarque se manifesta chez eux à la suite de la « fièvre-tierce, et elle était moins ancienne lors- « que je les mis à l'usage de la cassonade, dont « ils prirent un peu moins.

« Tous trois la mangèrent entre les repas, sans « aucune préparation et sans véhicule, à la cuil- « ler. Je ne leur prescrivis d'autre médicament

« que la tisane apéritive nitrée dont ils buvaient « rarement, préférant la tisane commune.

« L'anasarque, dans tous ces cas, a suivi, en « se dissipant, une marche inverse à celle qu'elle « prend quand elle se manifeste. Les parties su- « périeures furent désenflées les premières, les « inférieures les dernières, successivement des « cuisses aux jambes et aux pieds.

« La sécrétion des urines fut sensiblement « augmentée chez *Hénisse* et *Molinet;* mais elle « fut considérable chez *Deberg*, aussi forte que « dans le diabétès. »

N° 11.

En 1804, le sieur *L...*, d'une constitution pléthorique, et âgé d'environ cinquante ans, fut atteint d'une pleurésie catarrhale pour laquelle je conseillai d'appeler M. le professeur *Hallé*. L'affection était grave, et se compliquait d'un ancien vice dartreux.

Prescription : vingt sangsues sur le point douloureux, vésicatoire aux deux bras, pédiluves animés, lavements purgatifs, tisanes émollientes. La crise eut lieu par les crachats. Mais, après la convalescence, il subsista de l'oppression et une sorte d'empâtement des poumons; bientôt le ventre se tuméfia ; les jambes et les pieds devinrent oedémateux.

Six livres de sucre dissipèrent ces accidents consécutifs. Un exutoire fut ouvert au bras gauche, et le malade alla se fixer à la campagne, à vingt-cinq lieues de la capitale. Jusqu'à sa mort, arrivée en 1815, à la suite d'une fièvre adynamique, il avait éprouvé, tous les six mois, des accès de suffocation dont il ne se débarrassait qu'en se mettant, pour toute nourriture, à l'usage de la cassonade. Je l'ai rencontré souvent à Paris, et chaque fois il m'a répété que le sucre seul le délivrait de ses étouffements périodiques.

N° 12.

Dans le printemps de 1806, feu M. *B...*, architecte à Paris, m'appela pour le plus jeune de ses fils, âgé d'environ douze ans. L'enfant, en pension rue de Vaugirard, y avait contracté une fièvre scarlatine qui n'eut pas de crise, et fut suivie d'une infiltration générale. Le médecin du pensionnat, M. *F...*, ayant administré, à plusieurs reprises, les hydragogues, le sujet s'était affaibli, l'ascite s'était manifestée, et la paracentèse avait été résolue.

Je survins avec le père au moment où le médecin traitant arrivait avec le chirurgien qui devait la pratiquer. Le ventre était énorme : en le palpant on y reconnaissait l'existence d'un amas d'eau.

Néanmoins l'opération semblait contre-indiquée par l'extrême prostration du principe vital. Le doute ayant succédé aux objections, le chirurgien se retira, et l'enfant fut transporté le jour même au domicile de son père.

Les purgatifs avaient anéanti les forces et il fut nécessaire d'unir le sucre aux cordiaux. Chaque jour un peu de vin de Bordeaux vieux servit d'excipient à trois onces de cassonade. Ce régime réussit; le quatrième jour les jambes étaient désemplies ; une douce moiteur s'établit pendant le sommeil et l'appétit reparut.

Le sucre fut porté à quatre onces et le petit malade nourri de gelées de viande et de potages succulents.

Le douzième jour la dose était de six onces. Les déjections alvines se rétablirent, les sueurs continuèrent et le ventre s'assouplit.

Le treizième et les jours suivants l'enfant put faire à pied le tour du parc de *Monceaux*.

Le dix-septième il mangea sans inconvénient

une aile de poulet. Le visage avait repris les couleurs de la santé.

Le vingt et unième jour on ne sentait plus d'eau sous les parois de l'abdomen : elle s'était dissipée et la guérison était complète. Sept à huit livres de sucre et deux bouteilles de vin de Bordeaux avaient suffi (1).

N° 13.

En 1809, j'eus occasion de voir à Fontainebleau, chez M. Céard, inspecteur de l'enregistrement et des domaines, une dame *Vallette*, qui, dans sa jeunesse, avait fait la traversée de la Martinique en France sur un vaisseau chargé de sucre. Parmi les passagers se trouvait un colon qui venait en Europe pour se faire traiter d'une hydropisie ascite. La cargaison du navire lui servit de remède ; il vécut à peu près uniquement de cassonade pendant tout le voyage ; et, au grand étonnement de l'équipage comme au sien, il arriva aux attérages de France parfaitement guéri de l'enflure qui avait motivé son déplacement. Je

(1) Ce sujet a supporté sans fatigue les épreuves de l'accroissement et de la puberté. En 1813 il était en Saxe en qualité de sous-lieutenant d'infanterie et fut fait prisonnier au pont de Leipsick. Je l'ai revu depuis fonctionnaire public à Paris.

me fis raconter plusieurs fois et avec détails cette anecdote médicale, que madame *Vallette* appelait un événement *miraculeux*.

N° 14.

En 1811, année célèbre par l'apparition d'une comète qui resta visible quatre mois, les chaleurs commencèrent en mars et la température de l'été fut constamment élevée. Vers la fin de cette saison les hépatites furent nombreuses.

Dans le courant d'octobre, le nommé RIVARD, ouvrier plombier à Paris, âgé d'environ quarante-cinq ans, fut, à la suite de plusieurs excès en liqueurs spiritueuses, atteint d'un engorgement inflammatoire au foie. Cette affection n'ayant pas été méthodiquement traitée, dégénéra d'abord en ictère, puis en hydropisie ascite, avec constipation opiniâtre.

Il était rationnel d'attaquer avant tout la cause primitive de la maladie, l'embarras hépatique. Quarante sangsues à l'anus, en deux applications à huit jours d'intervalle, firent cesser de vives douleurs que le malade éprouvait dans la région du foie.

Quelques pilules de savon, de calomel et d'aloès, données avec une décoction de pariétaire, rétablirent les garde-robes et le cours des urines.

Mais les forces étaient abattues et le ventre ne diminuait pas.

Le malade commença l'usage du sucre à six onces, portées le sixième jour à huit. Les moiteurs parurent le douzième et ne discontinuèrent pas. Dès ce moment le volume de l'abdomen se réduisit insensiblement.

Aucune complication n'étant venue déranger le traitement, la guérison de l'ascite fut obtenue en trente-cinq jours. Il avait été consommé à peu près treize livres de cassonade.

N° 15.

En mai 1813, *Suzanne M....*, ouvrière en linge, âgée de trente-huit ans, était devenue chlorotique à la suite de violents chagrins. Quelques symptômes de scorbut furent suivis d'une infiltration des extrémités inférieures et d'un commencement d'ascite.

Cet état ayant paru symptomatique, on administra d'abord les martiaux. Il survint des spasmes hystériques qui cédèrent, il est vrai, à l'usage de la poudre de valériane; mais il en résultait la nécessité de renoncer à toute médication trop active.

Bientôt la tuméfaction du ventre augmenta; lesjambes et les pieds restaient oedémateux; l'anorexie était habituelle; il y avait des éructations nidoreuses; la digestion et la nutrition s'exécutaient mal.

On voulut essayer si la cassonade ranimerait l'énergie viscérale.

Les premiers jours l'estomac en supportait à peine quatre onces : elle ne put passer que mêlée au potage. La boisson habituelle était de l'eau ferrée. Une semaine après, la digestion était moins laborieuse, la face plus colorée et la malade mangeait sans répugnance huit onces de sucre.

Le dix-huitième jour d'usage, le flux menstruel, qui était pâle et presque supprimé depuis deux ans, reparut d'une couleur plus vive et persista cinq jours. Des moiteurs nocturnes succédèrent.

A la fin du mois l'œdème des jambes avait disparu et le ventre se réduisait. Mais comme la chlorose n'était pas dissipée, on insista pendant une quinzaine sur l'emploi du sucre, auquel purent alors être impunément associées les préparations martiales.

En six semaines les derniers symptômes avaient cédé à la réunion de ces moyens, sauf quelques traces de scorbut aux gencives. Du reste la force et l'aptitude au travail étaient revenues. La malade n'avait guère pris que dix-sept livres de sucre.

N° 16.

L'année 1816 fut calamiteuse. Les pluies ayant été continuelles, les blés ne mûrirent pas, le pain fut cher et le travail manquait partout.

Durand, ouvrier menuisier, âgé de vingt-sept ans, éprouva, dans le mois de décembre, de vives douleurs rhumatismales, accompagnées de pyrexie. Voué par circonstance aux privations, depuis longtemps il ne s'était nourri que de végétaux. Le rhumatisme aigu dégénéra bientôt en fièvre tierce, et l'anasarque vint s'y joindre.

En février 1817, il fut obligé de garder le lit. La poitrine s'embarrassait, l'infiltration occupait toute l'habitude du corps, le ventre était volumineux et plein. Malgré sa pénurie et ses douleurs, le malade témoignait une invincible répugnance pour l'hôpital.

Un homme charitable (1) ayant bien voulu se charger de subvenir aux plus urgents besoins, le

---

(1) M. *Mallet*, conseiller à la cour des comptes, décédé marguillier de l'église paroissiale Saint-Séverin.

traitement au moyen de la cassonade commença par six onces. Le jus de viandes rôties et la limonade au vin blanc légèrement nitrée furent la base du régime diététique. Les forces revinrent un peu et la quantité d'urine augmenta. Mais le malade s'oublia et prit quelques aliments solides. Il survint une indigestion suivie d'un dévoiement qui dura deux jours et ne fut calmé que par la crème de riz.

Cette perturbation sérieuse avait nécessairement interrompu l'emploi du sucre. On y revint, et la dose quotidienne fut portée à huit onces, puis à douze.

Vers le 10 mars la respiration était libre. Il y avait encore quelques frissons tous les deux jours, suivis de fortes sueurs. Bientôt la face et les pieds n'offrirent plus d'infiltration.

Quinze jours après, le ventre était détendu et son volume réduit. La fièvre cessa totalement vers la fin du mois. La dose de cassonade fut progressivement diminuée.

A la mi-avril le ventre était dans l'état naturel. Les aliments passaient bien, la force était revenue et *Durand* put retourner au travail.

Il avait mangé à peu près vingt-cinq livres de cassonade.

N° 17.

Madame X.., veuve et n'ayant jamais eu d'enfants, avait dépassé l'âge critique. En juillet 1822, un écoulement blanc s'établit, accompagné d'un prurit incommode.

Une amie imprudente lui conseilla des injections avec une solution astringente. Le flux et la démangeaison disparurent; mais huit jours après tout le ventre était douloureux.

Elle prit alors des bains qui la soulagèrent à peine. Bientôt l'appétit se perdit, l'estomac se dérangea, l'abdomen se tuméfia et les jambes enflèrent.

Elle avait entendu parler du traitement de l'hydropisie par le sucre, et voulut en essayer.

Après avoir constaté, autant que possible, qu'il n'existait pas d'antécédents syphilitiques, on eut à examiner s'il s'agissait ou non d'une hydropisie de l'ovaire. Les douleurs n'avaient jamais été fixes ni profondes. Au début elles étaient vagues et s'étaient enfin dissipées aussitôt l'ascite déclarée. Ces signes commémoratifs semblaient exclure l'hydropisie enkystée. Cette opinion d'ailleurs était confirmée par la rapidité de l'invasion et surtout par l'état de l'abdomen où la main ne trouvait aucune trace de résistance locale qu'on pût attribuer à une congestion squirrheuse et où la percussion faisait reconnaître le contre-coup d'un épanchement.

D'après ce diagnostic, le sucre était indiqué, mais on crut devoir seconder son action par l'emploi d'un moyen révulsif. Un vésicatoire camphré fut appliqué au-dessous de l'aine, dans le but de rappeler l'écoulement supprimé.

La cassonade à six onces excita quelques nausées. On y substitua le sucre terré faiblement aromatisé avec l'essence de roses, et, pour ranimer les forces digestives, la malade but quelques demi-verres d'une décoction de racine de patience un peu nitrée.

Cinq jours après l'application du vésicatoire, le flux blanc reparut.

Le sucre fut porté à huit onces : il s'établit alors des moiteurs de jour et de nuit. L'appétit revint : le ventre se ramollit et s'affaissa.

Au bout d'un mois la main n'y reconnaissait plus aucune fluctuation. Le sucre fut néanmoins continué pendant sept à huit jours. Le total consommé ne dépassa pas dix-huit livres.

Le prurit, que le retour de l'écoulement avait reproduit, fut calmé par des injections d'eau de

Barréges factice, et l'écoulement lui-même disparut après deux légers purgatifs.

N° 18.

Aux observations ci-dessus il faut en ajouter une que j'extrais d'un ouvrage plein de faits curieux, intitulé : *Observations sur l'hydropisie*, publié en 1824 par M. le docteur PORTAL. *V*. t. 1er, p. 431, n° 10 :

« J'ai vu, dit-il, une fille de quinze ans, bien « constituée, non encore réglée, qui fut, après « un violent catharre, affectée d'une anasarque « très-considérable. Urines rares et troubles, res- « piration pénible, syncopes si fortes qu'on crai- « gnait pour la vie. Divers médecins prescrivirent « les apéritifs, les béchiques, les diurétiques, les « purgatifs; fatiguée de tous ces remèdes, la ma- « lade n'en voulut plus faire aucun. Ayant appris « d'une femme âgée qu'une de ses parentes s'était « guérie d'une hydropisie par un usage copieux « du sucre, elle en demanda instamment et en « mangea plusieurs livres en quelques jours. Les « urines, l'expectoration, les selles se rétablirent; « l'enflure diminua ; au bout d'une quinzaine la « malade était guérie. Les règles parurent et il « n'y a pas eu de rechute. »

C'est dans le paragraphe suivant que M. *Portal* mentionne la guérison de M. *Garnier*, mais sans détails et seulement d'après M. *Pougens*.

N° 19.

M. DENIS-LAGARDE, receveur de l'enregistrement à Saint-Brieuc, d'un tempérament pléthorique sanguin, ayant été marin dans sa jeunesse, avait contracté l'habitude de fumer. Vers l'âge de cinquante ans il y renonça, non sans peine. Mais, quelque temps après, en juillet 1833, il souffrait d'une dyspnée, pour laquelle on appela deux médecins.

Ils prescrivirent plusieurs applications de sangsues au siége. Une douleur pongitive au côté droit fut ensuite combattue par douze autres sangsues sur le point douloureux, par des pédiluves et par un vésicatoire anglais sur les côtes. En septembre, il survint de l'enflure aux jambes; les bols de savon et d'assa fœtida, la terre foliée de tartre et les bains ne ralentirent pas les progrès du mal.

En novembre, l'anasarque s'établit, et il y eut des crampes aux mollets.

On employa successivement les frictions sèches, les potions apéritives, les hydragogues, les eaux de Vichy factices, le vin diurétique amer de Corvisart, etc. Tous ces moyens furent insuffisants.

Le 31 décembre, prostration absolue des forces, oppression continuelle, ventre volumineux, étouffements, altération des traits, jambes dures *comme du bois*. Il s'y manifesta des phlyctènes, avec écoulement d'eau.

Le 22 janvier 1834, tous les remèdes ayant échoué, la suffocation et l'enflure augmentaient, et il fallait sept oreillers.

J'étais à cent lieues du malade et dans l'impossibilité de me déplacer.

Averti de l'extrême danger par un ami commun qui avait reçu les confidences des médecins et de la famille, j'envoyai quelques livres de cassonade et mes avis sur la manière de l'employer.

M. *Denis-Lagarde* en commença l'usage le 26 janvier 1834, d'après le consentement exprès de ses deux médecins. Ce remède ne leur était pas connu; mais ils eurent la bonté d'examiner mes notes sur les guérisons que j'avais jadis obtenues, et conseillèrent avec loyauté un nouvel essai.

La dose fut d'abord de deux onces par jour, avec addition d'une once tous les quatre jours.

Le 4 février, l'oppression était dissipée. Le 13,

des moiteurs s'établirent, et il y eut de la toux et des crachats.

Six onces de sucre par jour. Cessation de tout autre remède.

Sur la demande expresse de la famille, j'adressai un nouvel envoi de cassonade, qui arriva le 4 mars.

Le 5, la dose fut de huit onces. Les moiteurs douces continuaient et n'affaiblissaient pas. Viandes rôties. Peau de cygne sur la poitrine. L'enflure diminue.

Le 15 mars, dix onces de sucre : continuation des moiteurs. La fraîcheur du visage revient.

Le 9 avril, dévoiement bilieux. Plus d'oreillers. Retour du sommeil, à raison de huit heures de suite par nuit.

Le 15, disparition absolue de l'enflure.

Guérison vers le 20 avril.

M. *Denis-Lagarde* reprit ses fonctions de receveur de l'enregistrement le 1er mai 1834. Il avait consommé trente-huit livres de cassonade (1).

Plus de quatre ans après, il est mort en pleine activité de service, mais d'une tout autre mala-

---

(1) Tous ces détails ont été relevés sur les lettres que la famille m'adressait pendant le traitement. Le malade était mon beau-frère.

die. Le 5 mai 1838, il fut frappé d'apoplexie foudroyante, et succomba dans la journée.

N° 20.

En septembre 1841, à l'âge de cinquante-sept ans, M. Gravier, député du département des Basses-Alpes, caissier général des dépôts et consignations, d'un tempérament bilieux sanguin, fut atteint d'une fièvre rémittente qui régnait épidémiquement dans le pays où il la contracta.

Dans l'origine, cette maladie fut traitée par les antiphlogistiques et les sangsues au siége; dans le déclin, par le sulfate de quinine.

Il y eut quatre ou cinq récidives, à la suite desquelles la rate s'engorgea, se développa et devint douloureuse.

Alors se manifesta un malaise général, avec épanchement au bas-ventre.

En janvier 1842, retour des accès de fièvre. On donna de nouveau le sulfate de quinine.

En février, survint une hématémèse de quarante-huit heures; le malade vomit trois cuvettes de sang.

Il s'ensuivit une diminution notable du volume de la rate, une recrudescence rapide de l'épanchement, puis l'hydropisie ascite, et enfin l'anasarque.

Le 17 mars 1842, le malade subit une première ponction; le 6 avril, une deuxième. Elles donnèrent ensemble environ trente litres d'eau.

On avait inutilement administré les hydragogues, les diurétiques, les diaphorétiques, etc. Il coula fort peu d'urines, et la transpiration ne s'établit pas.

Le 15 avril, le ventre était rempli de nouveau, le scrotum monstrueux, le tissu cellulaire des extrémités inférieures fortement infiltré, la respiration très-pénible.

On se disposait à pratiquer une troisième fois la paracentèse, lorsqu'un tiers, qui avait eu notion de la guérison de M. *Denis-Lagarde*, parla chez M. *Gravier* de l'efficacité de la cassonade.

Ayant pris connaissance des diverses phases que la maladie avait parcourues, et après mûr examen des nouveaux symptômes qu'elle présentait, je reconnus qu'on pouvait tout espérer de l'emploi du sucre. Le médecin traitant ne s'y opposa pas.

Mais la cassonade répugnait au malade, et il ne supporta pas davantage les sucres blancs bis de la Martinique et de Bourbon.

Le sucre raffiné pulvérisé passa mieux. Seulement on y ajouta un peu de gomme arabique en poudre, afin de lui restituer quelque chose du principe muqueux qu'enlève l'opération du raffinage. Le 25 avril, la dose était de quatre onces.

Le 5 mai elle était portée à huit, et le mieux s'annonça ; la poitrine était débarrassée, la peau du ventre et des extrémités moins tendue.

Des moiteurs parurent et la dose de sucre fut élevée à douze onces. Il y eut une diarrhée de quelques jours.

Vers le 9 mai la quantité d'urine augmenta.

Le 12, le volume des jambes, des cuisses et du ventre était considérablement réduit.

A la fin de mai le malade était complétement désenflé.

Le 10 juin, au bout de cinquante jours de traitement et après l'emploi d'environ trente-cinq livres de sucre, la guérison était obtenue.

En août suivant, une erreur de régime fut suivie d'une rechute. Au lieu de vivre d'aliments toniques, M. *Gravier* s'était mis à l'usage du lait. L'ascite reparut et une nouvelle ponction fut résolue. Il fallut revenir au sucre en poudre que le malade prit en abondance, incorporé dans de la pulpe de pêches. Ce moyen réussit comme la première fois.

Depuis le retour au régime tonique, aucun accident sérieux ne s'est manifesté. M. *Gravier* a pu même voyager impunément, puisqu'en août 1844, c'est-à-dire, après deux ans de convalescence, il présidait à Digne le conseil général du département des Basses-Alpes.

DEUXIÈME PARTIE.

ATROPHIE MÉSENTÉRIQUE
(Carreau des enfants).

Observations pratiques.

N° 21.

Dans l'hiver de 1805 à 1806, une pauvre couturière de la rue des *Martyrs* m'apporta sa nièce qui pouvait à peine se mouvoir et se soutenir. Cette chétive créature, âgée de treize ans, paraissait en avoir à peine sept ou huit. Elle avait le teint cadavéreux, les cuisses, la poitrine, les fesses émaciées. Les muscles des bras et des jambes ne s'étaient pas développés et semblaient atrophiés.

Le ventre était tellement dur qu'il me fut impossible d'y trouver un seul point élastique. Je fis coucher l'enfant sur une table, les genoux élevés, afin de mettre dans le relâchement les muscles abdominaux. Malgré ces précautions, je ne pus reconnaître qu'un engorgement général, indolent et d'une égalité parfaite : on aurait cru palper une planche.

Quelque volumineux que fût l'abdomen, il était évident qu'il ne contenait pas d'eau.

Cette jeune fille sortait de l'hospice des Enfants malades, et l'on m'assura qu'elle y avait passé plusieurs mois, dans le service du docteur M.... Je ne pus savoir de quels remèdes on avait fait usage. Morne et taciturne, elle paraissait plutôt végéter que vivre.

Les urines étaient rares; les déjections très-pénibles et presque nulles. L'appétit manquait totalement.

Du reste, aucun symptôme de puberté: aucun indice qui en fît même soupçonner l'approche; il y avait dans le sujet un ralentissement général.

Cet état de marasme n'offrait assurément aucune analogie avec l'hydropisie; néanmoins, comme il s'agissait, avant tout, de ranimer la nutrition languissante, le SUCRE me parut encore être le moyen qui répondait le mieux à ce but.... *Omne dulce nutrit.*

Quatre onces de cassonade par jour pendant une semaine ranimèrent les forces : des moiteurs parurent et les évacuations se firent mieux. La dose fut portée à six onces: au bout de quinze jours la face se colora et la gaieté revint. Le ventre s'assouplissait, et, sous les parois de l'abdomen qu'une longue souffrance avait amincies, on commençait à distinguer les circonvolutions des intestins. La dose de sucre ne fut pas augmentée, de peur de faire naître le dégoût.

Le vingt-septième jour du traitement, on me ramena la petite toute joyeuse : elle recommençait à vivre ; elle mangeait peu, mais avec plaisir ; elle marchait sans peine ; le ventre était débarrassé : il cédait sur tous les points à la pression de la main.

Ce qu'il y eut de singulier, c'est qu'avec la santé la pudeur était venue, et que l'enfant (qui les jours précédents s'était laissé palper avec une insouciance apathique) se refusait en pleurant à l'examen du ventre, lorsque je voulus constater la réalité de la guérison.

Le traitement n'avait pas duré un mois. Pour en assurer l'effet, on continua l'usage de la cassonade pendant quelques jours : il en fut consommé de douze à treize livres.

J'appris au bout d'un an que les premiers signes de la puberté avaient paru et que cette jeune fille s'était formée et développée rapidement. Elle était nubile en 1808.

N° 22.

Marie-Antoinette ROUSSILLON, rue de la Monnaie, n° 20, âgée de neuf ans, souffrait du bas-ventre depuis quelques années. En 1838, on y reconnaissait divers points d'engorgement, que la pression rendait plus ou moins douloureux. L'enfant mangeait et ne profitait pas. Les jambes étaient affaiblies et la marche incertaine et pénible.

Le traitement durait depuis longtemps. Une dernière ordonnance signée qualifiait cette affection : *Péritonite chronique tuberculeuse*, et prescrivait les bains savonneux amidonnés. Malgré plusieurs mois d'usage de ces bains, le mal s'était aggravé.

La cassonade fut donnée progressivement à deux, quatre et six onces. Ses bons effets ne se firent pas attendre : il survint d'abondantes moiteurs. Le quinzième jour la marche était plus ferme, la gaieté revenue. A la fin du mois, le ventre était réduit à son volume ordinaire. Au bout de six semaines il ne donnait plus aucun signe de sensibilité. Quelques jours après, toutes les fonctions étaient rétablies, les jambes s'étaient fortifiées, l'enfant courait et la main ne retrouvait plus aucune trace d'engorgement au mésentère.

En 1842, j'ai revu cette jeune fille grandie, forte et colorée. Elle n'était pas encore nubile, mais elle jouissait d'une santé parfaite et tout annonçait que le travail de la puberté ne tarderait pas à s'effectuer.

Elle avait pris environ quinze livres de cassonade.

TROISIEME PARTIE.

CONSIDÉRATIONS THÉORIQUES.

CHAPITRE PREMIER.

DE L'ACTION CURATIVE DU SUCRE.

Comment peut-on expliquer les effets médicamenteux du sucre ?

Ici quelques développements sont nécessaires.

Dans le traitement de l'Hydropisie on eut toujours en vue deux indications principales :

1° Évacuer les eaux ;

2° Prévenir leur reproduction.

Pour atteindre ce double but, on employa la ponction, certains purgatifs gratuitement qualifiés hydragogues, les apéritifs, les diurétiques, les diaphorétiques, les vomitifs, les cataplasmes, le cautère actuel, les ventouses, les scarifications, les exutoires, etc. On prescrivit encore aux hydropiques un régime austère, l'insolation du ventre, les bains de vapeur, de sable chaud, de marc de raisin; les onctions huileuses, un exercice violent poussé jusqu'à la sueur, les frictions sèches, le séjour momentané dans un four presque brûlant. Enfin, et sans doute par application de l'axiome : *Contraria contrariis curantur*, on leur infligea le supplice prolongé de la soif. La prohibition des liquides fut souvent poussée jusqu'à la barbarie (1).

Vers la fin du XVIIe siècle, et malgré l'opinion de Celse, de Sydenham, etc., quelques médecins judicieux répudièrent la doctrine du régime sec et permirent à leurs malades hydropiques l'usage des boissons apéritives et rafraîchissantes. Dans le XVIIIe, cette modification obtint un assentiment à peu près universel, et MM. *Bacher*, père et fils, de Thann, eurent de véritables succès en associant les délayants à l'usage de leurs pilules toniques, dont la base était l'extrait d'ellébore noir de Suisse, uni à la myrrhe et au chardon bénit.

Ce remède, l'un des plus célèbres des temps modernes, est un purgatif d'une haute énergie. Mais il ne convient qu'aux organisations vigou-

(1) *Potio non ultra danda est quam ut vitam sustineat.* Cels. lib. III, cap. 21.

reuses, et n'est souvent efficace qu'à des doses énormes, quelquefois à celle de cent vingt pilules par jour, du poids de cinq grains chacune (1). Aussi son emploi exige-t-il de grandes précautions chez les sujets d'une complexion faible ou disposés à l'éréthisme.

L'effet de la paracentèse combinée avec les drastiques est, à la vérité, un désemplissement immédiat. Mais cet effet n'est point durable, car les eaux se reproduisent en peu de jours. Les évacuations alvines provoquées par des purgatifs violents étant la conséquence d'une vive irritation des intestins, elles sont nécessairement suivies d'une atonie proportionnée à cette surexcitation. Il en résulte que l'épanchement nouveau qui succède à la ponction et à l'emploi des évacuants est plus considérable que l'épanchement primitif, parce que l'intervalle lucide est bien rarement assez long pour que la nature ait le temps de fortifier les organes contre une nouvelle infiltration.

Dans l'hydropisie, l'action des vaisseaux capillaires, tant exhalants qu'absorbants, paraît languis-

---

(1) *Voy.* Bacher, *Recherches sur les hydropisies*; huitième observation, p. 182. —Paris, in-8, 1776.

sante et presque nulle. On sait qu'il existe une correspondance intime entre les intestins et la peau. Or, chez les hydropiques il arrive à la fois que le système de la nutrition manque d'énergie, et que la peau reste sèche et sans ressort. L'indication est donc de ranimer la nutrition. Sous ce point de vue, le sucre étant, parmi les substances alimentaires connues, une de celles qui, sous un volume donné, possède la plus grande quantité de principe nutritif, son usage est éminemment propre à remettre en jeu les restes de la puissance d'assimilation dont jouit l'organisme animal. Sans examiner ici jusqu'à quel point la cassonade est décomposée par son mélange avec la salive, avec les sucs gastrique et pancréatique, et avec la bile; sans rechercher dans quelles proportions elle est absorbée par les vaisseaux chylifères des intestins grêles ou par les conduits lymphatiques qui aboutissent aux dernières ramifications de la veine porte, il suffit de reconnaître que chaque jour, à chaque nouvelle dose, il y a, chez les malades soumis à ce régime, un bénéfice réel en principes réparateurs, et que ce bénéfice est acquis sans fatigue, sans dépense de forces, l'élément sucré n'exigeant, pour s'assimiler, presque aucun travail de la part des organes.

C'est par cette restauration quotidienne de l'énergie assimilatrice qu'on peut expliquer comment les moiteurs qui surviennent après quelques jours d'usage de la cassonade, suffisent pour dissiper des amas considérables de liquides épanchés.

Ces moiteurs, qui du reste n'affaiblissent pas le malade, sont un indice certain de l'approche du mieux, car elles annoncent le rétablissement simultané de l'absorption intestinale et de l'exhalation cutanée.

Elles sont le phénomène le plus constant chez les hydropiques en voie de guérison.

Cependant la peau n'est pas toujours le seul émouctoire dont l'action soit réveillée par l'alimentation sucrée. Quelquefois le principe saccharin sollicite puissamment l'appareil urinaire, surtout dans la saison froide. (*Voy.* les observations n°s 2, 6 et 9.)

Il survient aussi, quoique plus rarement, des fontes bilieuses. (*Voy.* n°s 19 et 20.)

En résumé, les effets visibles et appréciables de la médication par le sucre sont :

1° Le rétablissement de la sueur et des urines;

2° Le désemplissement du tissu cellulaire et des cavités où siége l'épanchement ;

3° Le retour des forces, de l'appétit et de la santé.

Il est permis d'en inférer que le sucre guérit en ranimant à la fois l'activité de la nutrition et celle de la transpiration cutanée.

Cette induction me paraît offrir la seule explication plausible de ses bons effets dans le traitement des hydropisies générales.

Quant aux engorgements abdominaux connus sous la dénomination de *Carreau des enfants*, et que l'on traite ordinairement par les fondants, mais avec bien peu de succès, il faut observer que le dépérissement des extrémités et de tout le système musculaire révèle également, dans ces affections de l'âge impubère, une dépravation lente et progressive de la nutrition.

Soit donc que l'atrophie mésentérique ait pour causes : 1° un principe virulent héréditaire; 2° une péritonite passée à l'état chronique;

Soit que l'engorgement des glandes du mésentère se manifeste à la suite d'un rhume négligé, d'un séjour prolongé dans un local froid et humide, d'un régime insalubre longtemps continué, des privations qu'impose l'indigence, etc.;

Toujours est-il qu'on peut concevoir comment

l'action des organes assimilateurs, ressuscitée par l'emploi du sucre, suffira quelquefois, dans les premières années de la vie, pour provoquer le rétablissement des fonctions de la peau, et pour dissiper, par des moiteurs abondantes et continues, certaines congestions d'apparence scrofuleuse, mais qui ne seront point encore arrivées à un état irrémédiable d'induration squirrheuse et de purulence, c'est-à-dire, au terme où s'éteint la faculté de vivre. (*Voy.* les observations 21 et 22.)

CHAPITRE II.

CHOIX DU SUCRE.

C'est avec le sucre brut, connu aux Antilles sous le nom de moscouade, que le docteur *Garnier* fit sur lui-même l'heureux essai mentionné au début de cet opuscule.

C'est également avec les produits de la canne à sucre que se sont effectuées les autres guérisons ci-dessus rappelées.

Une seule observation me laisserait quelque doute sur ce point. Je ne suis pas certain de l'origine de la cassonade que j'envoyai à M. *Denis-Lagarde* en mars 1834, et j'ai quelques motifs pour croire qu'elle provenait de la betterave. Cependant la réussite fut complète.

Lorsqu'en 1800 les journaux européens annoncèrent que le docteur *Achard*, de Berlin, était parvenu à cristalliser le principe sucré découvert en 1760 par le chimiste *Margraff* dans une variété de la betterave, les physiciens examinèrent ce nouveau produit, et l'illustre abbé *Haüy*, déjà célèbre par ses travaux en cristallographie, reconnut que la molécule élémentaire du sucre indigène était parfaitement semblable à celle du sucre des colonies.

La saveur des deux sucres étant d'ailleurs la même, il ne doit y avoir aucune différence entre leurs effets médicamenteux.

Mais quand il s'agit de la vie des hommes, le plus sûr est de ne rien accorder aux probabilités. Il faut donc préférer le sucre de canne, lorsqu'on peut avoir la certitude de son origine. S'il est impossible d'acquérir cette certitude, il faut du moins choisir la cassonade qui semble être de la meilleure qualité.

Celle qui m'a toujours paru préférable est d'une couleur blonde et d'une franche saveur sucrée, sans arrière-goût salin. On la prendra plutôt sèche que trop humide, car il y a des gens que rebute un excédant de mucosité.

A défaut de cassonade on peut employer les sucres d'un blanc bis.

Enfin si les malades ne supportent aucune espèce de sucre brut, il convient d'essayer l'emploi du sucre raffiné réduit en poudre, en y mêlant toutefois de la gomme arabique pulvérisée, cette substance ayant de l'analogie avec le principe muqueux détruit ou altéré par le raffinage. (*Voy.* l'observation n° 20.)

Je n'ai point eu l'occasion d'employer le sucre d'Érable. On ne le trouve pas dans le commerce; mais j'en ai possédé autrefois quelques échantillons et il ne m'a paru guère différer du sucre bis ordinaire.

Il y a, sur cette espèce de sucre, sur son extraction et sa fabrication dans l'Amérique du nord, des détails fort intéressants dans le grand et bel ouvrage publié par M. *André-Michaux*, naturaliste-voyageur, membre correspondant de l'Institut (1).

Du 43e au 48e degré de latitude septentrionale, l'Érable à sucre occupe aux États-Unis plusieurs millions d'acres. Les populations du centre de cet immense continent n'ont avec les ports de mer que des relations rares et difficiles, et font un usage à peu près exclusif du sucre d'érable, soit par un sentiment de patriotisme local qui les porte à le préférer, à prix égal, au sucre de canne, soit par une aversion philanthropique pour les produits du travail des esclaves.

Il serait possible d'expérimenter dans ces con-

---

(1) *Histoire des arbres forestiers de l'Amérique septentrionale*. Paris, 1810-1813. Imprimerie d'Haussmann. 3 vol. grand in-8, avec planches coloriées.

Cet ouvrage est aujourd'hui fort rare.

trées si cette variété de sucre a les mêmes propriétés curatives que les sucres de la canne et de la betterave (1).

Peut-être la présente publication amènera-t-elle un jour quelques essais à cet égard.

---

(1) La production du sucre d'Érable n'a jamais été aussi considérable que cette année. Dans les seuls États de Vermont et de New-Hampshire la récolte des douze derniers mois 1844-45 a surpassé dix millions de kilogrammes, évalués cinq millions et demi de francs. (*Extrait des journaux américains*).

CHAPITRE III.

EMPLOI DU SUCRE.

Il résulterait de l'ensemble des observations ci-dessus que l'affaiblissement du malade, loin d'être un obstacle au traitement par le sucre, serait plutôt une condition favorable à ce mode de traitement.

Il est donc sans inconvénient que la ponction ait précédé l'emploi du sucre; le prompt désemplissement qu'elle opère est même une circonstance avantageuse, en ce qu'il donne au sucre le temps d'agir.

Le docteur *Garnier* avait subi cinq fois la ponction quand il s'avisa de manger de la moscouade.

Cette opération avait été pratiquée deux fois sur M. *Gravier*, avant que le hasard l'eût informé des bons effets du sucre dans l'hydropisie (observation n° 20).

Mais l'emploi du sucre ne doit pas être abandonné à l'inexpérience. Pour l'administrer à propos, il ne suffit pas de savoir qu'on peut le manger à la cuiller, à la dose de trois à vingt-quatre onces par jour, et que, pour guérir, il faut en consommer plusieurs livres. La coopération de la médecine et de la pharmacie est toujours utile, souvent nécessaire (1).

Voici pourquoi :

1° Un médecin peut seul apprécier le tempérament du sujet, les antécédents de l'hydropisie, son degré d'avancement et les précautions qui doivent concourir au succès du traitement par le sucre.

Ainsi,

Lorsque les réminiscences du malade ou quelques symptômes obscurs autorisent à présumer l'existence d'un ancien virus psorique, syphilitique ou dartreux, la prudence veut qu'on ait égard à cette complication.

Quand l'hydropisie succède à un état morbide chronique du poumon, du foie ou de la rate, produit ou aggravé par l'intempérance, par des veilles prolongées, par des chagrins, par des travaux excessifs, il faut d'abord s'assurer de l'état des viscères, et prévenir les conséquences immédiates de la phlogose ou de l'engorgement.

---

(1) Ce qui suit intéressera peu les médecins et n'est pas écrit pour eux, mais pour les malades qui penseraient à tort qu'on peut se passer des secours de l'art.

Si elle s'est manifestée à la suite d'une éruption cutanée incomplète ou répercutée, d'un flux habituel ou d'un écoulement accidentel supprimés, l'indication première sera peut-être d'essayer de les rappeler.

Si elle succède à une affection fébrile intermittente, cette affection primitive devra toujours être surveillée, quelquefois traitée en même temps que l'hydropisie.

C'est d'ailleurs au médecin qu'il appartient de décider s'il faut recourir préalablement à la ponction, dans le but de rendre du jeu aux organes en modérant la distension des parois de l'abdomen, ou si cette opération peut s'ajourner sans péril pour la vie (1).

Enfin, quand il s'agit d'enfants atteints d'atrophie mésentérique, il sera peut-être convenable d'allier au sucre tantôt les préparations d'iode, tantôt les bains d'eaux de Barréges factices, etc.

Indépendamment du traitement préparatoire ou simultané dans les divers cas susénoncés, on admettra sans doute que les prescriptions dié-

---

(1) « Il n'y a peut-être pas de maladie où il faille plus de discerne-« ment pour administrer les remèdes. » PORTAL, *Observations sur l'Hydropisie*. 1824, t. 2, p. 174.

tétiques, pendant l'usage du sucre, exigent toute l'attention d'un médecin. Les erreurs de régime ont souvent des résultats sérieux, qu'on prévient en observant quels sont les aliments qui passent le mieux. Si la soif est ardente, il faut diriger le malade dans le choix de sa boisson habituelle. Si les urines coulent difficilement (complication éventuelle chez les hommes d'un âge mûr), il sera quelquefois nécessaire d'introduire une sonde flexible dans la vessie, et de l'y maintenir pendant le traitement.

L'examen et l'appréciation de ces divers points s'appuient sans contredit sur des notions de pathologie, de thérapeutique et d'hygiène, qui supposent des études médicales.

2° Un pharmacien est seul compétent pour préparer, doser et incorporer les substances que le médecin jugerait à propos d'associer au sucre, telles que la gomme arabique, la fleur de soufre, la magnésie, les pulpes de fruits, les oxydes, les poudres végétales, etc. La manipulation de ces divers moyens ne saurait être confiée à des agents inhabiles, car il importe que la quantité prescrite, la préparation et la mixtion soient exactes; et, pour garantir cette exactitude, il faut des connaissances spéciales, des instruments appropriés et la dextérité que donne l'habitude.

Il pourrait arriver enfin que le pharmacien, familiarisé par état avec les phénomènes souvent imprévus des réactions chimiques, pressentît et indiquât les inconvénients de certaines combinaisons qui ne seraient pas d'une innocuité parfaite, ou qui tendraient à dénaturer le principe sucré (1).

Tels sont les motifs qui, malgré l'apparente simplicité du traitement par le sucre, rendent indispensables, dans la plupart des cas, le secours et la coopération de la médecine et de la pharmacie.

(1) La chimie est aujourd'hui l'un des flambeaux de l'art de guérir. Ses progrès depuis un demi-siècle en ont fait, pour ainsi dire, une science nouvelle.

FIN.

www.ingramcontent.com/pod-product-compliance
Ingram Content Group UK Ltd.
Pitfield, Milton Keynes, MK11 3LW, UK
UKHW020413230726
13925UKWH00004B/1400